Christa Jüchter

Gesundheitsförderung

GRIN Verlag

Bibliografische Information der Deutschen Nationalbibliothek:

Die Deutsche Bibliothek verzeichnet diese Publikation in der Deutschen National-
bibliografie; detaillierte bibliografische Daten sind im Internet über http://dnb.d-
nb.de/ abrufbar.

Impressum:

Copyright © 2011 GRIN Verlag, Open Publishing GmbH
Druck und Bindung: Books on Demand GmbH, Norderstedt Germany
ISBN: 978-3-656-15069-5

Dieses Buch bei GRIN:

http://www.grin.com/de/e-book/190305/veraenderungen-vorschulischer-betreuungs-
formen-und-deren-einfluss-auf-die

GRIN - Your knowledge has value

Der GRIN Verlag publiziert seit 1998 wissenschaftliche Arbeiten von Studenten, Hochschullehrern und anderen Akademikern als eBook und gedrucktes Buch. Die Verlagswebsite www.grin.com ist die ideale Plattform zur Veröffentlichung von Hausarbeiten, Abschlussarbeiten, wissenschaftlichen Aufsätzen, Dissertationen und Fachbüchern.

Besuchen Sie uns im Internet:

http://www.grin.com/

http://www.facebook.com/grincom

http://www.twitter.com/grin_com

Hamburger - Fern - Hochschule - HFH

Studiengang Gesundheits- und Sozialmanagement

WPB II Kinder

BG-KIN-P21-111231

Hausarbeit zum Thema:

Veränderungen vorschulischer Betreuungsformen und deren Einfluss auf die Einrichtungen freiberuflicher nichtärztlicher Heilmittelerbringer am Beispiel einer logopädischen Praxis

vorgelegt im Herbstsemester 2011

Karin Lohmeier

Veränderungen vorschulischer Betreuungsformen und deren Einfluss auf die Einrichtungen freiberuflicher nichtärztlicher Heilmittelerbringer am Beispiel einer logopädischen Praxis

Inhaltsverzeichnis

Abbildungsverzeichnis

Abkürzungsverzeichnis

dbl e. v.   Deutscher Bundesverband für Logopädie eingetragener Verein

nichtärztl.   nichtärztlich

o. J.   ohne Jahresangabe

u. a.   unter anderem

vgl.   vergleiche

z. B.   zum Beispiel

Veränderungen vorschulischer Betreuungsformen und deren Einfluss auf die Einrichtungen freiberuflicher nichtärztlicher Heilmittelerbringer am Beispiel einer logopädischen Praxis

1 Aufbau und Ziele der Arbeit

Wachsende Mobilität, Zunahme der erwerbstätigen Frauen bei gleichzeitig abnehmenden Unterstützungsstrukturen der traditionellen Großfamilie, die stärkere Betonung des vorschulischen Bildungsauftrages (vgl. Stöbe-Blossey 2010: 9-10) und nicht zu vergessen, die Umsetzung des Artikels 24 der UN-Konventionen über die Rechte der Menschen mit Behinderung auf ein inklusives Bildungssystem, haben dafür gesorgt, dass sich die Kindertagesbetreuung in einem umfangreichen Wandel befindet. Die Veränderungen der Strukturen und Organisationsformen sowie der pädagogischen Arbeit in der Kindertagesbetreuung führen zu veränderten Rahmenbedingungen der freiberuflichen nichtärztlichen Heilmittelerbringer, deren Patientenstamm, je nach Spezialisierung, zu rund 60% aus Vorschulkindern besteht (vgl. Spitzenverband der Gesetzlichen Krankenkassen 2011). Aufgrund dieser veränderten Rahmenbedingungen kommt es in den Einrichtungen der Freiberufler u. a. zu gestörten Ablaufprozessen sowie zu inneren Konflikten der Praxisinhaber und Mitarbeiter zwischen Sachzwang und Fachkompetenz.

In dieser Arbeit soll, am Beispiel einer logopädischen Praxis und der Kindertagesbetreuung, die enge Verbindung zwischen dem Gesundheitssystem und dem Sozialsystem herausgearbeitet und die Notwendigkeit der systemübergreifenden Betrachtungsweise zur Auftragserfüllung verdeutlicht werden. Hierzu sollen zunächst die Veränderungen der Kindertagesbetreuung konkretisiert und die dadurch veränderten Rahmenbedingungen der freiberuflichen Heilmittelerbringer dargestellt werden. Geprüft werden soll, ob eine Kooperation zwischen den Einrichtungen der Kindertagesbetreuung und den freiberuflichen nichtärztlichen Heilmittelerbringern eine anzustrebende Strategie ist, die systemübergreifend zu einer guten „Versorgung" der gemeinsamen Patienten/Klienten und letztendlich auch zur Sicherung der Freiberufler am Gesundheitsmarkt beiträgt.

Die Managementrelevanz dieser Arbeit ergibt sich durch Änderung der Geschäftslogik und einen tiefgreifenden, die gesamte Einrichtung betreffenden Veränderungsprozess der systemischen Organisationsstruktur (vgl. Baum 2009: 21).

In einem ersten Punkt werden Stellung, Rahmenbedingungen, Finanzierung sowie die Organisationsstrukturen und Ablaufprozesse der Einrichtungen freiberuflicher nichtärztlicher Heilmittelerbringer im deutschen Gesundheitswesen beschrieben.

Anschließend wird der Begriff Kindertagesbetreuung näher erläutert, Kindertagesbetreuungseinrichtungen in Deutschland und deren Finanzierungsquellen vorgestellt.

Es folgt eine Gegenüberstellung der veränderten Organisationsformen und Strukturen der vergangenen und jüngeren Zeit.

In einem weiteren Abschnitt folgt die Auseinandersetzung mit den veränderten Rahmenbedingungen und deren Auswirkungen auf die freiberuflichen nichtärztlichen Heilmittelerbringer.

Abschließend wird ein Ansatz der Kooperationsstrategie, als Möglichkeit zur strukturellen Überwindung des sektorisierten Versorgungssystems und zur Stabilisierung der nichtärztlichen Heilmittelerbringer am Sozial- und Gesundheitsmarkt, vorgestellt.

Zur Vereinfachung bzw. zur besseren Verständlichkeit wird in der vorliegenden Arbeit die maskuline Schreibweise gewählt.

2 Soziale Sicherung in Deutschland – Ein Überblick

Das System der Sozialen Sicherung umfasst alle Einrichtungen und Maßnahmen, deren Auftrag es ist, die Bundesbürger gegen Risiken wie:

> - Verlust des Arbeitseinkommens durch Krankheit, Unfall, Arbeitslosigkeit, Alter,
> - Tod des Ernährers,
> - unvorhersehbare Ausgaben bei Krankheit, Unfall, Mutterschaft oder Tod

zu schützen (vgl. Schroeter 2008: 8).

Das Soziale Sicherungssystem basiert auf drei Säulen:

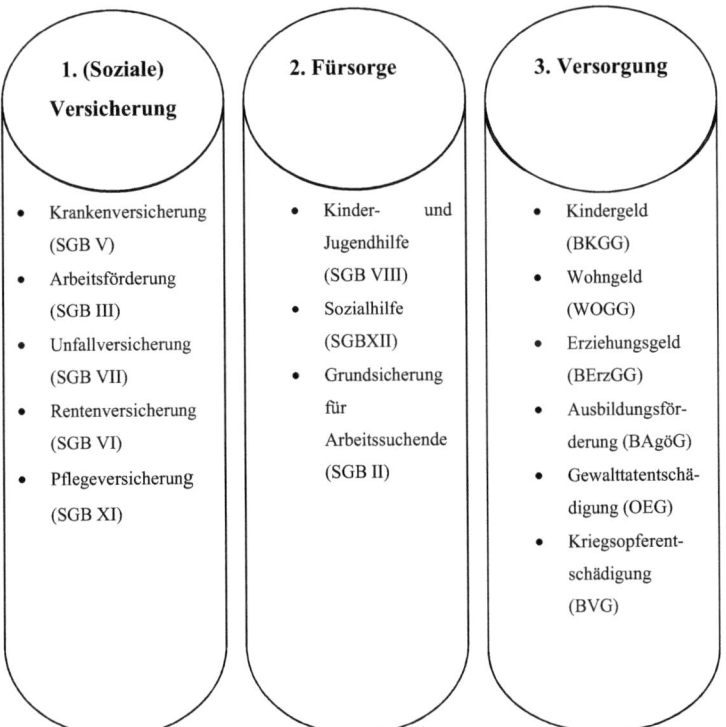

Abb. 1: Säulen des Sozialen Sicherungssystems (eigene Darstellung in Anlehnung an Schroeter 2008: 10)

Die freiberuflichen nichtärztlichen Heilmittelerbringer sind in der 1.Säule der Sozialversicherungen, hier: Krankenversicherungen verortet, deren Leistungen aus Beiträgen finanziert werden. Sie sind dementsprechend Akteure im sogenannten Gesundheitssystem.

Die Einrichtungen der Kindertagesbetreuung sind in der 2. Sozialsicherungssäule, der Fürsorge, im Geltungsbereich der Kinder- und Jugendhilfe anzusiedeln. Sie sind dem Sozialsystem zuzuordnen und werden überwiegend aus öffentlichen Mitteln finanziert. Die Finanzierung unterliegt dem Nachrangprinzip, d. h., dass Versicherungsleistungen und/oder Leistungen der Vorsorge vorrangig zum Einsatz kommen und auf die Höhe der Fürsorgeleistung Einfluss haben (vgl. Schroeter 2008: 9).

3 Die freiberuflichen nichtärztlichen Heilmittelerbringer im deutschen Gesundheitswesen als ein Teil des Gesundheitssystems

Akteure im deutschen Gesundheitswesen, die als nichtärztliche Heilmittelerbringer bezeichnet werden, sind laut dem Gesundheitsbericht für Deutschland von 1998 Angehörige der Berufsgruppen:

- Ergotherapeuten
- Hebammen
- Heilpraktiker
- Physiotherapeuten
- Psychotherapeuten
- Sprachtherapeuten (Logopäden, Atem-, Sprech- und Stimmlehrer)
- Musiktherapeuten
- Diätassistenten
- Masseure (med. Bademeister)
- Medizinischer Fußpfleger
- Heileurythmisten

Aufgrund der Thematik der vorliegenden Arbeit, beziehen sich die Erörterungen vornehmlich auf die Praxen der Ergotherapeuten und Logopäden, da zum einen in diesen Einrichtungen Vorschulkinder betreut werden und zum anderen sich dort die Organisations- und Ablaufprozesse ähneln.

Nach Abschluss der Berufsausbildung können die ergotherapeutischen und logopädischen Fachkräfte einen Antrag auf Kassenzulassung bei den gesetzlichen Krankenversicherungen stellen. Die Voraussetzungen zum Betreiben einer freiberuflichen nichtärztlichen Einrichtung sind in den Zulassungsbestimmungen der Spitzenverbände der Krankenkassen geregelt (vgl. AOK Bremen 2009). Es handelt sich hierbei stets um eine persönliche und raumbezogene Erlaubnis zur Abgabe von Heilmitteln. Liegt eine Kassenzulassung vor, werden die Therapeuten, auf ärztliche Verordnung hin, in ihren Einrichtungen tätig (vgl. Lohmeier 2010: 7). Nur auf Anordnung (Hausbesuch) des überweisenden Arztes ist eine Behandlung des Patienten an einem anderen Ort gestattet (vgl. AOK Bremen 2009). Seit in Kraft treten der Heilmittel-Richtlinie 01.07.2011, ist es allerdings möglich, bei Verzicht des Therapeuten auf Kilometergeld und der Hausbesuchspauschale, Menschen mit Behinderungen in den Einrichtungen zu behandeln auch wenn kein Hausbesuch verordnet wurde (vgl. AOK Gesundheitspartner-Bundesverband 2011).

In den Praxen der genannten Heilmittelerbringer ist es durchaus üblich Mitarbeiter zu beschäftigen. Gegenüber den Krankenkassen ist der Einrichtungsbetreiber verpflichtet, Rechenschaft über die Qualifikationen der therapeutischen Arbeitnehmer abzulegen (vgl. Lohmeier 2010: 7).

3.1 Aufgaben der freiberuflichen nichtärztlichen Heilmittelerbringer

Der Informationsdienst für Physiotherapeuten (2010) beschreibt die Aufgaben der nichtärztlichen Heilmittelerbringer wie folgt:

Aufgabe der Ergotherapeuten ist es, durch ihre Behandlungen Menschen zu unterstützen, deren Handlungsfähigkeiten eingeschränkt oder von eingeschränkter

Handlungsfähigkeit bedroht sind. Im Vordergrund steht die (Wieder-) Erlangung der motorischen, geistigen, psychischen und sozialen Selbstständigkeit.

Das Berufsbild der Logopäden beinhaltet die Behandlung von Menschen mit Sprach-, Sprech-, Stimm- und Schluckstörungen. Im Vordergrund steht die Anbahnung oder Wiedererlangung der Kommunikationsfähigkeit. Im Bereich der Versorgung von Vorschulkindern ist diese medizinisch ausgerichtete Berufsgruppe der Logopäden abzugrenzen von der pädagogisch ausgerichteten Berufsgruppe der Sprachheillehrer, die in Sonderschuleinrichtungen tätig sind. Bei den Maßnahmen der Logopäden handelt es sich um eine Sprachtherapie während es sich bei den Angeboten der Sprachheillehrer um eine Sprachförderung handelt. Nähere Informationen zur Differenzierung zwischen Sprachtherapie und Sprachförderung, herausgegeben vom Deutschen Bundesverband für Logopädie e. V., befinden sich im Anhang.

3.2 Rechtliche Rahmenbedingungen

Das Sozialgesetzbuch (§92 SGB V) legt fest, dass die gesetzlichen Krankenversicherungen und die Ärzte eine **ausreichende**, **zweckmäßige** und **wirtschaftliche** Versorgung der Versicherten gewährleisten müssen (dbl e. v. 2006). Die **Heilmittel-Richtlinie**, deren letzte überarbeitete Version zum 01.07.2011 in Kraft getreten ist, ist eine daraus entstandene Norm (vgl. Kassenärztliche Bundesvereinigung 2011). Diese Norm **regelt fachlich und inhaltlich das Verordnungsverhalten** der Ärzte. Ein wesentlicher Bestandteil der Heilmittel-Richtlinie ist der **Heilmittelkatalog**. Dieser beschreibt **welche Heilmittel, in welchen Mengen,** bei bestimmten Diagnosen, im Regelfall zu einer medizinisch angemessenen und wirtschaftlichen Versorgung führen (vgl. dbl e. v. 2006). Auf Grundlage der Heilmittel-Richtlinie und unter Berücksichtigung des Heilmittelkataloges, dürfen die zuständigen niedergelassenen Kassenärzte eine Verordnung über Ergotherapie und Logopädie ausstellen (vgl. Lohmeier 2010: 8). *„Mit diesem Rezept in den Händen, hat der Patient derzeit freie Behandlerwahl zwischen den zugelassenen Praxen auf dem Gesundheitsmarkt"* (Lohmeier 2010: 8).

Zusätzlich wurden am 01.01.2006 erstmalig die **Richtgrößen** eingeführt. Die Richtgrößen werden zwischen den einzelnen kassenärztlichen Vereinigungen und den gesetzlichen Krankenkassen vereinbart. Sie sind eine Art **ökonomisches Steuerinstrument.** Ein Verordnungsdurchschnitt wird dabei als Obergrenze von Heilmittelausgaben für eine Arztpraxis festgelegt. Die Richtgrößen werden jeweils zum Jahresbeginn neu angepasst. Überschreitet der Arzt seine Richtgröße um mehr als 15 %, droht eine Wirtschaftlichkeitsprüfung, bei Überschreitung von 25 % ein Regress vonseiten der Krankenkassen. Der Mediziner hat allerdings die Möglichkeit, sich über Praxisbesonderheiten zu rechtfertigen (vgl. dbl e. v. 2006)

3.3 Die Finanzierung nichtärztlicher Heilmittel

Seit April 2007 besteht in Deutschland die Krankenkassenpflicht (vgl. Krankenkassenratgeber 2011). Somit ist die Gesamtbevölkerung Deutschlands Mitglied in einer gesetzlichen oder privaten Krankenversicherung. 2009 wurde der Gesundheitsfond eingeführt. Hier fließen alle Beiträge von Arbeitgebern, Arbeitnehmern, Rentenversicherungsträgern, sowie Steuerzuschüsse des Bundes zusammen. Hieraus erhält eine gesetzliche Krankenkasse für jede versicherte Person eine Pauschale, deren Höhe sich nach Alter, Geschlecht und Gesundheitszustand bemisst (vgl. Bundesministerium für Gesundheit 2011).

Wie bereits erwähnt, sind im Heilmittelkatalog die „therapeutischen Anwendungen" der nichtärztlichen Heilmittelerbringer verortet. Nur aufgrund der Verortung im Heilmittelkatalog werden die verschreibungspflichtigen Leistungen der Ergotherapeuten und Logopäden von den gesetzlichen und privaten Krankenkassen vergütet (vgl. Lohmeier 2011: 10). *„Die Höhe der Vergütung wird derzeit zwischen den Vertretern der gesetzlichen Krankenkassen und den zuständigen Berufsverbänden ausgehandelt"* (Lohmeier 2010: 7). *„Nach § 71 Abs. 3 SGB V gilt hier die gesetzliche Höchstgrenze in Höhe der vom Bundesgesundheitsministerium jährlich ermittelten Grundlohnsummensteigerung. Die Grundlohnsumme ist die durchschnittliche Veränderungsrate der beitragspflichtigen Einnahmen **aller** Mitglieder der Krankenkassen je Mitglied"* (Lohmeier 2011: 10).

3.4 Die Position der freiberuflichen nichtärztlichen Heilmittelerbringer im deutschen Gesundheitswesen

„Die freiberuflichen nichtärztlichen Heilmittelerbringer gehören zu den Akteuren im sogenannten „Dreiecksverhältnis" des deutschen Gesundheitssystems, was sich wie folgt darstellt:

Die Mitglieder der gesetzlichen Krankenkassen zahlen anteilig Versicherungsbeiträge. Die gesetzlichen Krankenkassen müssen für ihre Versicherten eine ausreichende medizinische Versorgung bereitstellen. Die Leistungserbringer erfüllen diese Aufgabe im Auftrag der Krankenkassen. D.h., die Versicherten nehmen medizinische Leistungen in Anspruch, die von den Leistungserbringern durchgeführt werden. Die Krankenkassen als Kostenträger vergüten diese Leistungen direkt an die Leistungserbringer. Die Abb. 2 visualisiert die, aufgrund der Thematik dieser Arbeit bewusst einfach gehaltene, Struktur des sogenannten Dreiecksverhältnisses im deutschen Gesundheitswesen.

Abb. 2:

Das Dreiecksverhältnis im deutschen Gesundheitswesen

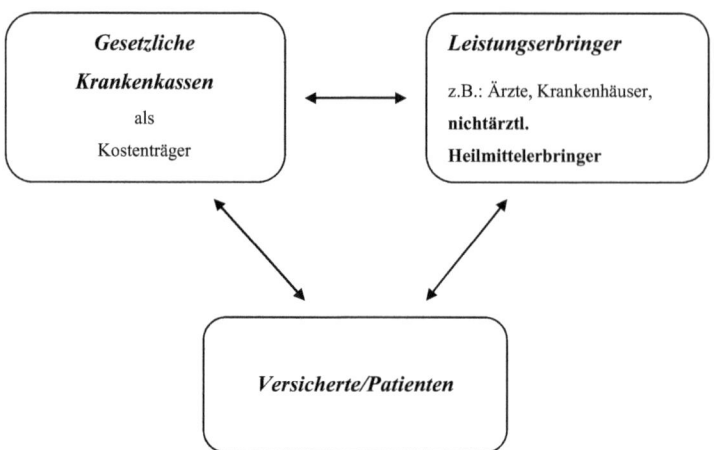

(eigene Darstellung in Anlehnung von Alerion Health Care o. J.)

Die freiberuflichen nichtärztlichen Heilmittelerbringer befinden sich als Akteure in einem stark hierarchisch geprägten System der **Leistungserbringer.** *Sie handeln zwar im Rahmen ihrer Freiberuflichkeit eigenverantwortlich, sind aber dem verordnenden Arzt gegenüber weisungsgebunden. Der Arzt legt fest* **welche Heilmittel** *zur Anwendung kommen. Es kann sich hierbei z. B. um die Verordnung einer logopädischen Therapie oder Ergotherapie handeln. Weiterhin entscheidet* **er** *wie oft und lange die Behandlungen durchgeführt werden sollen. Liegt keine ärztliche Verordnung vor, dürfen die nichtärztlichen Heilmittelerbringer keine Leistungen im Rahmen der gesetzlichen Krankenversicherung am Patienten durchführen, selbst dann nicht, wenn der Versicherte (Patient) diese Behandlung wünscht"* (Lohmeier 2011: 12).

3.5 Organisationsstruktur und Ablaufprozesse der Einrichtungen freiberuflicher nichtärztlicher Heilmittelerbringer am Beispiel einer logopädischen Praxis

Gegeben durch die rechtlichen und finanziellen Rahmenbedingungen, sind die Organisationsstrukturen und Ablaufprozesse in den Ambulanzen der freiberuflichen Heilmittelerbringer sehr ähnlich. Häufig handelt es sich um Kleinbetriebe, deren Inhaber über die bereits erwähnte Kassenzulassung verfügen. Meist sind dort ein bis fünf Mitarbeiter, im Angestelltenverhältnis oder als Honorarkraft tätig (vgl. Lohmeier 2010: 19). Die Öffnungszeiten liegen in der Regel zwischen 7:00 Uhr und 19:00 Uhr, an fünf Tagen in der Woche. Da z. B. die Therapie von Sprach-, Sprech-, Schluck- und Stimmstörungen alle Altersstufen umfasst, werden die Vorschulkinder überwiegend am Vormittag, die Schulkinder am Nachmittag und die berufstätigen Erwachsenen in den Abendstunden behandelt. Um einen reibungslosen Praxisbetrieb zu gewährleisten, werden die ärztlich verordneten Hausbesuche (meist Patienten nach Schlaganfall) häufig als letzte Behandlung vor der Mittagspause, als letzte Behandlung am Ende des Tages oder im Zuge mehrerer Hausbesuche, geballt an einem Vormittag oder Nachmittag durchgeführt. Anzumerken ist, dass die Anzahl der Hausbesuche, aufgrund des Ausbaus der Versorgung der Patienten in krankenhausnahen, ausgegliederten Medizinischen Versorgungszentren, innerhalb der letzten Jahre stark rückläufig ist.

Die Einbeziehung der „engsten Vertrauten" spielt in der Logopädie und im Besonderen bei der Altersstufe der Vorschulkinder eine große Rolle, um einen Behandlungserfolg zu erzielen. Aus diesem Grund sind die Angehörigen häufig während der Behandlung zugegen. Sollte dies organisatorisch nicht möglich sein oder sprechen pädagogische Gründe dagegen, wird am Ende der Therapiesitzung das gemeinsame Gespräch gesucht und ein reger Austausch über Behandlungsziele und -inhalte findet statt, um eine enge Verknüpfung der Behandlungsziele zum sozialen Umfeld des Kindes zu erreichen.

4 Die Kindertagesbetreuung als ein Teil des Sozialsystems

Der Begriff „Kindertagesbetreuung" umschließt *„alle Einrichtungen und Maßnahmen der Erziehung, Bildung und Betreuung von Kindern außerhalb der Familie und der Schule..."* (Hugoth 2010: 5). Mit einem definierten Betreuungs-, Bildungs- und Erziehungsauftrag handelt es sich hierbei um Einrichtungen, die familienergänzend und –unterstützend tätig sind (vgl. Hugoth 2010: 18). Die Tageseinrichtungen für Kinder in Deutschland haben an Quantität innerhalb der letzten Jahre deutlich zugenommen, was sicherlich u. a. auf den Rechtsanspruch auf den Besuch einer Kindertageseinrichtung für Kinder ab drei Jahren (vgl. SGB VIII § 24 (1)) sowie dem Rechtsanspruch auf eine Betreuung für Kinder unter drei Jahren ab 2013 (vgl. Tagesförderungsausbaugesetz) zurückzuführen ist. Aufgrund der Thematik dieser Arbeit stehen die Strukturen der Kinderkrippen, Kindergärten, Tagespflege sowie die der Familienzentren im Vordergrund, da es sich hierbei um vorschulische Betreuungseinrichtungen handelt. Träger dieser Einrichtungen sind laut den Statistischen Landesämtern zu 50% konfessionell, weiterhin befinden sich 26% in öffentlicher Trägerschaft und 24% werden von freien Trägern betrieben (vgl. Hugoth 2010: 21). Hugoth bezieht sich in seinen Ausführungen zur Trägerlandschaft auf Datenmaterial aus dem Jahre 2000. Auf eine bundesweite aktuelle Statistik kann die Autorin leider auch nicht zurückgreifen, aber eine bundeslandinterne Statistik für das Bundesland Baden-Württemberg (01.03.2010), zeigt bei den kirchlichen Trägern zwar ein ähnliches Verhältnis, jedoch ist hier der kommunale Träger mit 43,37 % deutlich höher vertreten, so dass auf die freien Träger hier nur 9,81 % entfallen (vgl. Kommunalverband für Jugend und Soziales 2010: 4). An diesem Beispiel wird deutlich, dass sich die Strukturen zur Erfüllung des

Bildungs- und Betreuungsauftrages von Bundesland zu Bundesland stark voneinander unterscheiden können. Aus diesem Grund werden im Folgenden die Einrichtungen der vorschulischen Kindertagesbetreuung nur in ihren allgemeingültigen Strukturen beschrieben.

4.1 Kinderkrippen

Bei den Kinderkrippen handelt es sich um Einrichtungen der Kindertagesbetreuung für Kinder bis drei Jahren. Betreut wird diese Altersgruppe über Stunden oder ganztägig durch Erzieher sowie sozialpädagogischen Assistenten (vgl. Kinderkrippenprofile München 2011). Das Tagesbetreuungsausbaugesetz (TAG 2005) sieht vor, dass das Betreuungsangebot für Kinder unter drei Jahren verpflichtend ausgebaut werden muss. Dem statistischen Bundesamt zufolge, befanden sich im Jahre 2006 287.000 Kinder dieser Altersstufe in einer Kindertagesbetreuung (14%). Die Bundesregierung strebt das Ziel an, bis zum Jahr 2013 750.000 Betreuungsplätzen für unter 3-jährige anbieten zu können, was einer Betreuungsquote von 38% entspricht (Egeler R. 2011: 7).

4.1.1 Kindergärten

Seit 1996 besteht ein Rechtsanspruch für Kinder ab 3 Jahren auf einen Kindergartenplatz (vgl. SGB VIII §24 (1)). *„Der Kindergarten ist die mit Abstand am häufigsten genutzte Form der Kinderbetreuung für Kinder im Alter von drei bis sechs Jahren"* (Henry-Huthmacher 2005: 9). Im Jahre 2005 besuchten etwa 96% aller fünf bis sechsjährige Kinder den Kindergarten. Bei den Drei- und Vierjährigen lag die Quote bei rund 60% (vgl. Henry-Huthmacher 2005: 9). Zu beachten ist, dass es sich hierbei um eine bundesweite Statistik handelt. Länderspezifische Verschiebungen sowie städtische Über- und ländliche Unterversorgungen sind möglich. Die Palette der Angebote reicht von stark eingeschränkten Öffnungszeiten nur am Vormittag, bis hin zu flexiblen Betreuungszeiten am Tag (vgl. Hugoth, M. 2010: 8).

4.1.2 Tagespflege

Die Tagespflege ist angesiedelt zwischen der Familienerziehung und der Betreuung der Kinder in Institutionen. Die Versorgung der Kinder erfolgt in der Regel im Haushalt einer Tagesmutter oder eines Tagesvaters. Die Betreuungszeiten variieren je nach individuellem Bedarf halb-, ganztags oder auch nur stundenweise. In den Bundesländern ist die Zahl der Kinder, die durch eine Tagespflegeperson betreut werden dürfen, unterschiedlich geregelt. Um als Tagespflegeperson agieren zu können, bedarf es einer zertifizierten Qualifizierungsmaßnahme (vgl. Hugoth 2010: 9ff).

4.1.3 Familienzentrum

In den Familienzentren werden unterschiedliche Dienstleistungen für Eltern und Familien zusammengefasst (vgl. Hugoth 2010: 11). Aufgabe der Familienzentren ist, die Vermittlung und Qualifizierung von Tagespflege zu unterstützen, Kooperationen zur Familienbildung und –beratung einzugehen und Angebote für die Vereinbarkeit von Familie und Beruf zu schaffen. Bis 2012 soll z. B. in Nordrhein-Westfahlen ein Drittel der zurzeit etwa 9.000 Kindertageseinrichtungen zu Familienzentren ausgebaut werden. In Hamburg wurden z. B. diese Eltern-Kind-Zentren überwiegend in benachteiligten Stadtteilen eingerichtet. Eltern-Kind-Clubs, Elternbildungs-, Informations- und Beratungsangebote für Familien mit unter Dreijährigen stehen hier im Vordergrund (vgl. Stöbe-Blossey 2010: 97).

4.2   Rechtliche Rahmenbedingungen

Artikel 6 im Grundgesetz verpflichtet den Staat dazu, *„das Aufwachsen der Kinder zu fördern und positiv die Lebensbedingungen für ein gesundes Aufwachsen des Kindes zu schaffen"* (Hugoth 2010: 14). Die Zuständigkeiten sind im Rahmen föderalistischer Strukturen geregelt. Der Bund übernimmt Verantwortung durch seine Grundsatz- und Rahmenrichtlinien-Kompetenz, die Länder durch Ausführungsgesetze und die Kommunen durch Umsetzungszuständigkeiten.

Die gesetzlichen Grundlagen der Kindertagesbetreuung sind im Kinder- und Jugendhilferecht (SGB VIII) angesiedelt. Hier sind die Leistungen festgelegt, auf die junge Menschen einen Anspruch haben und worin ihre Förderungen bestehen. Weiterhin enthält es Vorgaben für die Organisationsformen der Kinder- und Jugendhilfe sowie deren Strukturen. Hauptaugenmerk des SGB VIII sind die erzieherischen Maßnahmen zur Förderung der Entwicklung junger Menschen und die Stärkung und Unterstützung der Familien. Definiert werden hier die Kindertageseinrichtungen als familienunterstützende und -ergänzende Dienste (vgl. Hugoth 2010: 13).

Für die Kindertageseinrichtungen zuständig ist das „Bundesministerium für Familie, Senioren, Frauen und Jugend". Dem Verantwortungsbereich kommt der Bund nicht nur durch die Rahmengesetzgebung nach, sondern auch durch eine regelmäßige Kinder- und Jugendberichterstattung zu spezifischen Fragestellungen. Das Bundesministerium für Familie, Senioren, Frauen und Jugend verfügt über eine Forschungs- und Arbeitsstelle, dem Deutschen Jugendinstitut, das aktuelle Entwicklungen im Bereich der Kindertageseinrichtungen verfolgt und Untersuchungen durchführt (Hugoth 2010: 15-16).

„ Der Bund ist stets bestrebt, sich mit den Ländern abzustimmen und die freien Träger kontinuierlich in Entscheidungsprozesse einzubinden" (Hugoth 2010: 17).

4.3   Finanzierung der Kindertagesbetreuung

Dr. Roman Jaich von der Universität-Gesamthochschule Kassel kommt in seinem Gutachten über die Finanzierung der Kindertagesbetreuung in Deutschland (2001) zu dem Ergebnis, dass zwischen den Bundesländern erhebliche Unterschiede in der Ausgestaltung der Finanzierung von Kindertageseinrichtungen bestehen. Aufgrund der Thematik der vorliegenden Arbeit verzichtet die Autorin auf die umfangreiche Vorstellung der Finanzierungsformen in den einzelnen Bundesländern und greift auf eine Darstellung Jaichs zurück, die die Möglichkeiten der Finanzierung und Bereitstellung von Kindertageseinrichtungen widerspiegelt (siehe Abb. 2).

Abb. 3: **Finanzierung und Bereitstellung von Kindertageseinrichtungen (Jaich 2001)**

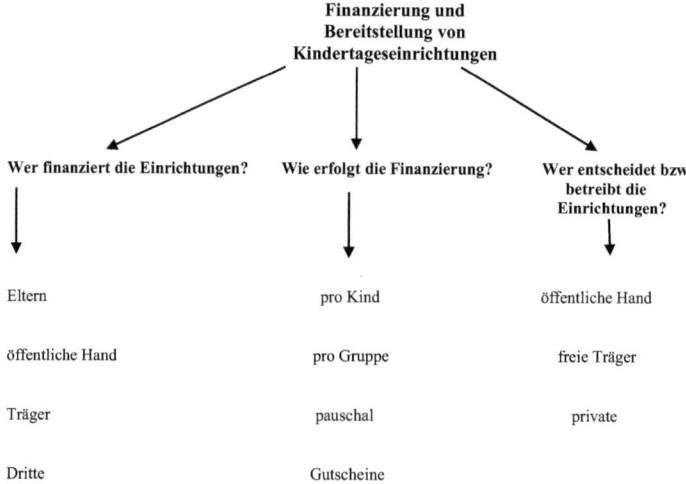

5   Wandel in der Kindertagesbetreuung

Wie bereits in der Einleitung erwähnt führen wachsende Mobilität, Zunahme der erwerbstätigen Frauen bei gleichzeitig abnehmenden Unterstützungsstrukturen der traditionellen Großfamilie, die stärkere Betonung des vorschulischen Bildungsauftrages (vgl. Stöbe-Blossey 2010: 9-10) und die Umsetzung des Artikels 24 der UN-Konvention über die Rechte der Menschen mit Behinderung auf ein inklusives Bildungssystem, zu einem umfangreichen Wandel der Kindertagesbetreuung. Statistiken, Formulierung von Bildungsaufträgen und aktuelle Zeitungsartikel, zeigen deutliche Trends zum:

> **Ausbau der Kindertagesbetreuung für Kinder unter drei Jahren.**

2006 wurden bundesweit 14% der unter 3-jährigen in einer Kindertageseinrichtung betreut, im Jahre 2010 lag diese Quote bei 23%. Mit der bis 2013 angestrebten Zielmarke von 750.000 Betreuungsplätzen für diese Altersstufe werden 38% erreicht (vgl. Egeler 2011: 7).

> **Ausbau der Ganztagsbetreuung**

in Deutschland wurden im Jahre 2006 14,5% der 3- bis 5-jährigen ganztägig betreut. 2008 lag hier die Betreuungsquote bereits schon bei 30% (vgl. Statistisches Bundesamt 2009).

> **Ausbau flexibler Öffnungszeiten**

Statistisches Datenmaterial zu Entwicklung von flexibleren Öffnungszeiten der Kindertageseinrichtungen stand der Autorin nicht zur Verfügung. Jedoch spiegelt der Artikel in den Kieler Nachrichten vom 30.07.2011 *„Betreuung bis 23 Uhr ohne Zusatzkosten, Pädiko richtet neue Kindergarten-Gruppe ein"* (Saric 2011: 24), den bestehenden Trend zur Ausgestaltung der Kindertageseinrichtungen mit flexiblen Betreuungszeiten bis in den Abend hinein, wider.

> **Aus- und Umbau der Betreuungsplätze für Kindern mit Behinderungen**

Die Umsetzung des Artikels 24 der UN-Konventionen über die Rechte der Menschen mit Behinderung impliziert die rechtliche Gleichstellung von Kindern mit und ohne Behinderung und zwar innerhalb eines inklusiven Bildungssystems. Das heißt: Abbau von Sondereinrichtungen bei gleichzeitigem Ausbau der Betreuungsplätze für Kinder mit Behinderungen in „Regel"-Kindertageseinrichtungen.

> **Ausbau der internen Bildungsarbeit**

Aufgrund neuer entwicklungspsychologischer Erkenntnisse bekommt die frühe Förderung von Kindern eine höhere Bedeutung. In den letzten Jahren sind in allen Bundesländern Leitlinien verabschiedet worden, um die Bildungsarbeit in den Kindertageseinrichtungen zu stärken (vgl. Stöbe-Blossey/Torlümke 2010: 121). In den Bildungsleitlinien festgelegte gemeinsame Bildungsbereiche der Bundesländer sind hier u. a. Sprache, Kommunikation, Körper, Bewegung und Gesundheit (vgl. Förster 2010: 12).

6 Folge des Wandels in der Kindertagesbetreuung - Veränderte Rahmenbedingungen der freiberuflichen nichtärztlichen Heilmittelerbringer

Sozialpolitisch betrachtet sind die Reformen der Kindertagesbetreuung die Antwort auf die Bedürfnisse und Rechtsansprüche der Menschen in der heutigen Zeit. Die Vereinbarkeit von Familie und Beruf stehen dabei ebenso im Vordergrund wie auch die Inklusion der bisherigen Randgruppen. Es zeigt sich, wenn auch noch mit Lücken, dass sich das Sozialsystem in Deutschland in einem Modernisierungsprozess befindet.

Wie sooft gibt es aber „zwei Seiten der Medaille".

> Der Ausbau der Kindertagesbetreuung für die Kinder unter 3-jahren sowie
> der Ausbau der Ganztagsbetreuung

erfordern nun von den Einrichtungsbetreibern der nichtärztlichen Heilmittelerbringer eine Bereitstellung von Behandlungsplätzen für diese Altersgruppe am späten Nachmittag. Organisatorisch entstehen „Leerlaufzeiten" in der Zeit zwischen 9:30 und 13:00 Uhr und „Ballungszeiten" zwischen 15:00 und 18:00 Uhr. Die Mitarbeiterbeschaffung für diese Ballungszeiten erweist sich oft als sehr schwierig, nicht zuletzt weil es sich bei den nichtärztlichen Heilmittelerbringern immer noch um einen typischen Frauenberuf handelt. Auch kommen die Behandler in einen inneren Konflikt zwischen Sachzwang und Fachkompetenz, wenn sie 3-jährigen Kindern eine anstrengende geistige Anforderung am späten Nachmittag abverlangen. Aus langjähriger Erfahrung kann die Autorin darüber berichten, dass sich der Therapieerfolg bei Kindern im Vorschulalter, die am Nachmittag behandelt werden, deutlich später einstellt. Weiterhin steht der Behandlungserfolg, gerade in der Logopädie, in großer Abhängigkeit zum sozialen (sprachlichen) Umfeld der Kinder. Durch die Verlängerung der Fremdbetreuungszeiten ist die, in der Behandlungssituation anwesende vertraute Person (meist die Mutter, gelegentlich der Vater), nicht mehr „hauptsprachliches

Umfeld" des Kindes. Die Umsetzung der Behandlungsinhalte wird dadurch deutlich erschwert.

> Ausbau der Betreuungsplätze für Kinder mit Behinderungen

Die Umsetzung des Artikels 24 der UN-Konventionen über die Rechte der Menschen mit Behinderungen auf ein inklusives Bildungssystem bewirkt den, sozialpoltisch durchaus positiv zu betrachtenden, Abbau von Sondereinrichtungen. Im Bereich der Sprachförderung waren bisher die Sprachheillehrer in den Sonderschulen aktiv. Mit Auflösung dieser Einrichtungen wird diese Berufsgruppe durch die Kultusministerien der Länder verstärkt in der vorschulischen Kindertagesbetreuung eingesetzt. Das eine Sprachförderung keine Sprachtherapie ersetzen kann (siehe Anhang), ist Eltern, Erziehern sogar den Ärzten häufig nicht transparent, was dazu führt, dass deutlich weniger behandlungsbedüftige Kinder in den Praxen der Logopäden in Erscheinung treten.

> Ausbau der internen Bildungsarbeit

Mit der Verabschiedung der Bildungsleitlinien in den einzelnen Bundesländern ist die Weiterqualifizierung des pädagogischen Personals in den Vordergrund gerückt. Im Bereich Sprache erhalten die Erzieher eine Schulung (meist durch einen Sprachheillehrer) zur allgemeinen Sprachförderung. Bei der Sprachförderung handelt es sich um Angebote, die kommunikative Defizite von Migranten- und bildungsfernen Familien minimieren sollen. Das Land Schleswig-Holstein z. B., stellt seit 2007 Mittel für eine spezielle Sprachförderung in der Kindertagesbetreuung zur Verfügung, so dass es bereits in vielen Einrichtungen der Kindertagesbetreuung von Erziehern geleitete Gruppen zur allgemeinen Sprachförderung gibt, die zusätzlich zu den Aktivitäten der Sprachheillehrer angeboten werden. Der dbl e.V. Schleswig-Holstein hat bereits die Landeskoordinatorin für Sprachförderung/sprachliche Bildung im vorschulischen Bereich auf das Problem aufmerksam gemacht, *„dass es zu Verwechselungen auf Elternseite in der Frage nach einer laufenden Sprachbehandlung in der schulärztlichen Untersuchung kommt. Sprachförderung in der KiTa wird von Eltern immer noch häufig mit spezifischer logopädischer Sprachtherapie verwechselt. So kann es dazu kommen, dass die Eltern eine sprachtherapeutische Versorgung aus diesem Missverständnis heraus angeben, obwohl das Kind nur an einer Fördermaßnahme der KiTa* *teilgenommen hat.* *Das Kind wird dann fälschlicherweise als ausreichend versorgt vermerkt, sodass- obwohl vom Schularzt für erforderlich gehalten- daraufhin keine Empfehlung für eine spezifische logopädische Sprachtherapie ausgesprochen wird und diese Kinder unversorgt bleiben"* (Fred Wulff 2011). Eine Sprachtherapie bei Vorschulkindern ist eine individuelle, gezielt an den Defiziten des Kindes angesetzte Behandlung einer tiefer liegenden Verarbeitungsstörung (siehe Anhang).

7 Kooperation – eine Möglichkeit zur Verbesserung der Rahmenbedingungen für die freiberuflichen nichtärztlichen Heilmittelerbringer?

Bei einer Kooperation handelt es sich um einen vertraglich geregelten Zusammenschluss von selbstständigen Unternehmen (vgl. Baum 2009: 10). Im Gesundheitswesen wird das Thema der Kooperation aktuell vor dem Hintergrund der ganzheitlichen Patientenorientierung diskutiert (vgl. Pflügel 2008: 66).

„Die Kooperationstheorie unterscheidet vier Kooperationsformen:

- *Vertikale Kooperation*
- *Horizontale Kooperation*
- *Regionale Kooperation*
- *Diagonale Kooperation*

Bei einer vertikalen Kooperation handelt es sich um einen Zusammenschluss einer nacheinander folgenden Wertschöpfungskette, wie z. B. eine Kooperation zwischen dem überweisenden Arzt und dem freiberuflichen nichtärztlichen Heilmittelerbringer" (Lohmeier 2011: 33).

„Als horizontale Kooperation wird der Zusammenschluss von Unternehmen gleicher Branche und gleicher Wertschöpfungsstufe bezeichnet, wie z. B. eine ergotherapeutischen Praxisgemeinschaft oder der Zusammenschluss von Physiotherapeut, Ergotherapeut und Logopäde zu einem Therapiezentrum" (Lohmeier 2011: 33).

Bei einer regionalen Kooperation stehen die Know-how-Aneignung und der erwünschte Ansiedlungseffekt im Vordergrund (vgl. Baum 2009: 10).

Bei der diagonalen Kooperation handelt es sich um Zusammenschlüsse zwischen Unternehmen, die in verschiedenen Branchen und Wertschöpfungsstufen tätig sind (vgl. Baum 2009: 10). Im Bereich des Sozial- und Gesundheitswesens ist hier die Kooperation zwischen den Einrichtungen der Kindertagesbetreuung, als Teil des Sozialsystems und einem freiberuflichen nichtärztlichen Heilmittelerbringer, als Teil des Gesundheitssystems, vorzustellen.

Praktisch gesehen, würden die freiberuflichen nichtärztlichen Heilmittelerbringer die Kinder in den Einrichtungen der Kindertagesbetreuung behandeln, die dementsprechend die Räumlichkeiten vorhalten. Somit wäre eine sinnvolle Behandlung in leistungsstarken Zeiten des Kindes möglich. Die Behandlung könnte unter Einbezug des primären sozialen Umfeldes erfolgen. Die Behandlungskosten müssten nach wie vor die Krankenkassen tragen, für die Finanzierung der Fahrzeiten des Therapeuten zum Einsatzort kämen vier Möglichkeiten und Argumentationen in Betracht:

➢ Finanzierung durch die Krankenkassen, aufgrund der Möglichkeit zur Verringerung der Behandlungsquantität und Steigerung der Behandlungsqualität,

➢ Finanzierung durch die Einrichtungen der Kindertagesbetreuung, zur Steigerung der Wettbewerbsfähigkeit,

➢ Finanzierung durch die freiberuflichen Heilmittelerbringer als Möglichkeit der Verringerung unwirtschaftlicher Leerlaufzeiten sowie der Attraktivitätssteigerung für potenzielle Mitarbeiter, durch sozialverträgliche Arbeitszeiten,

➢ Mischfinanzierung durch die Einrichtungen der Kindertagesbetreuung und den freiberuflichen nichtärztlichen Heilmittelerbringern zur Umsetzung gemeinsamer Interessen.

Eine Kooperation der Freiberufler mit den Einrichtungen der Kindertagesbetreuung würde nicht nur zur Verbesserung der Rahmenbedingungen der nichtärztlichen

Heilmittelerbringer beitragen, sondern würde eine integrierte Versorgung darstellen, bei der die bestmögliche Versorgung des Patienten/Klienten in den Vordergrund gestellt wird.

Leider ist jedoch der systemübergreifende Kooperationsgedanke aufgrund von derzeitigen Schnittstellenproblematiken nicht möglich. Solange die Kassenzulassung der freiberuflichen nichtärztlichen Heilmittelerbringer nach § 4 (1) des Vertrages über die Versorgung mit stimm-, sprech und sprachtherapeutischen oder ergotherapeutische Leistungen an die bestehenden Praxisräumlichkeiten gebunden ist, stellt die Behandlung von Vorschulkindern in einer Kindertagesbetreuungseinrichtung einen Vertragsbruch dar und kann mit dem Entzug der Kassenzulassung von Seiten der Krankenkasse geahndet werden. Eine weitere Schnittstellenproblematik, jedoch fußend auf dem selben Hintergrund der örtlichen Gebundenheit, zeigt sich z. B. bei den Fördervoraussetzungen der vom Land Schleswig-Holstein bereitgestellten Gelder zur Sprachförderung in der Kindertagesbetreuung. Diese Mittel dürfen nur abgerufen werden, wenn die qualifizierte Fachkraft, die die Sprachförderung durchführt, in einem bestehenden Beschäftigungsverhältnis einer Kindertageseinrichtung steht (vgl. Kreis Dithmarschen 2011).

8 Fazit

In dieser Arbeit sollte die enge Verbindung zwischen dem Sozialsystem und dem Gesundheitssystem herausgearbeitet und die Notwendigkeit der systemübergreifenden Betrachtungsweise zur Auftragserfüllung verdeutlicht werden. Anhand der Daten und Fakten zum Ausbau der Kindertagesbetreuung für Kinder unter 3-jahren, zum Anstieg der Ganztagsbetreuungsquote und zu flexibleren Öffnungszeiten der Kindertagebetreuung konnte dargestellt werden, dass sich das Sozialsystem mit der Kindertagesbetreuung in einem Modernisierungsprozess befindet, um in erster Linie eine Vereinbarkeit von Familie und Beruf zu ermöglichen.

Auch das Gesundheitssystem befindet sich im Modernisierungsprozess wenn auch hier aufgrund der Thematik dieser Arbeit nicht näher beschrieben. Die verstärkten Aktivitäten der Krankenkassen im Präventionsbereich sollten an dieser Stelle aber zumindest positiv erwähnt werden. Beide beschriebenen Säulen der Sozialen Sicherung in Deutschland befinden sich in ihrem geschlossenen System, in einem Modernisierungsprozess.

Die vorliegende Arbeit hat gezeigt, dass eine fehlende systemübergreifende zielgerichtete sowie an der modernen Familienorganisation orientierte Betrachtungsweise zu Versorgungslücken bedürftiger Menschen führt. Bestrebungen der betroffenen Akteure, wie die der Angehörigen von Patienten/Klienten, Leitungskräfte der Kindertageseinrichtungen und die der freiberuflichen nichtärztlichen Heilmittelerbringer, diese Lücken durch eine Kooperation zu schließen, werden aufgrund administrativ-gesplitteten Position im Sozial- oder Gesundheitssystem sowie durch das Festhalten an antiquierten bürokratischen Strukturen erschwert oder sogar unmöglich gemacht.

9 Ausblick

Die Berufsverbände der freiberuflichen nichtärztlichen Heilmittelerbringer sind in den letzten Jahren bestrebt die Öffentlichkeit auf die Versorgungslücken aufmerksam zu machen und gesundheitspolitisch mehr Gehör zu finden. Da diese Bestrebungen bisher jedoch nicht zu einer „Problemlösung an der Basis" geführt haben, sind die einzelnen freiberuflichen nichtärztlichen Heilmittelerbringer gefordert ihre Praxisorganisation, – struktur und –strategie neu zu formieren, um weiterhin bestehen zu können. Gleichzeitig liegt es an den Berufsverbänden der freiberuflichen nichtärztlichen Heilmittelerbringer, nicht aufzuhören, auf Bundespolitischer Ebene, z. B. in Form einer Petition, den Entscheidungsträgern praktikable Vorschläge zur Überwindung der hier beschriebenen Problematik mit Nachdruck vorzutragen.

Diese Arbeit soll hierzu ein Beitrag sein.

Literaturnachweis

Alerion Health Care (o. J.): Ein Markt als Dreiecksbeziehung. Online in Internet: „URL: http://www.alhc.de/brd2.html [Stand: 12.04.2011]"

Baum, B. (2009): Organisationsmanagement, Studienbrief 3: Öffnung und Veränderung von Organisationen. Studienbrief der Hamburger Fern Hochschule

Bundesministerium für Gesundheit (2011) : Gesundheitsfond. Online in Internet: „URL: http://www.bmg.bund.de/krankenversicherung/finanzierung/finanzierungsgrundlagen-der-gkv.html [Stand : 21.02.2011]"

dbl e. V. (2006): Was sind Heilmittelrichtlinien und Richtgrößen? Online in Internet: „URL: http://www.dbl-ev.de/fileadmin/media/meldungen/hessen/hmr_und_richtgroessen.pdf [Stand: 26.03.2011]"

Egeler, R. (2011): „Wie leben Kinder in Deutschland?" Online in Internet: „URL: http://www.destatis.de/jetspeed/portal/cms/Sites/destatis/Internet/DE/Presse/pk/2011/Mikro_Kinder/statement_egeler,property=file.pdf [Stand: 23.08.2011]"

Familien-Statistik (2007): Mehr Kinder unter 3 Jahren in Tagesbetreuung „http://www.sgipt.org/lit/toman/famstat.htm [Stand: 10.09.2011]"

Förster, C. (2010): Wahlpflichtbereich II: Zielgruppe des Managements Kinder, Studienbrief 2: Qualitätsmanagement, Konzeptionsentwicklung und Öffentlichkeitsarbeit in Kindertageseinrichtungen. Studienbrief der Hamburger Fern-Hochschule

Gesundheitsbericht für Deutschland (1998). Online in Internet: „URL: http://www.gbe-bund.de/gbe10/abrechnung.prc_abr_test_logon?p_uid=gastg&p_aid=&p_knoten=FID&p_sprache=D&p_suchstring=1124::multiprofessionellPraxen nichtärztlicher medizinischer Berufe [Stand: 26.03.2011]".

Hugoth, M.(2010): Wahlpflichtbereich II: Zielgruppe des Managements Kinder, Studienbrief 2: Organisation von Kindertageseinrichtungen. Studienbrief der Hamburger Fern-Hochschule

Henry-Huthmacher, C. (2005): Kinderbetreuung in Deutschland- Ein Überblick. Online in Internet: „URL: http://www.kas.de/db_files/dokumente/arbeitspapiere/7_dokument_dok_pdf_6753_1.pdf [Stand: 23.08.2011]"

Jaich, R. (2001): Gutachten im Rahmen des Projektes „Familienunterstützende Kinderbetreuungsangebote" des DJI, Finanzierung der Kindertagesbetreuung in Deutschland. Online in Internet:" URL: http://www.dji.de/bibs/42_1459FamunterstExpertise.pdf [Stand: 31.08.2011]"

Kinderkrippenprofile München (2011): Online in Internet: „URL: http://www.muenchen.de/Rathaus/kinderbetreuung/umzug_kt/angebote/kinderkrippen/163736/index.html [Stand: 23.08.2011]"

Kommunalverband für Jugend und Soziales Baden Württemberg (2010): Bestand und Struktur der Kindertageseinrichtungen in Baden-Württemberg. Online in Internet: „URL:

http://www.kvjs.de/jugend/jugendhilfeplanung/berichterstattung-kindertagesbetreuung.html?eID=dam_frontend_push&docID=1634 [Stand: 23.08.2011]"

Krankenkassenratgeber (2011). Online in Internet: „URL: http://www.krankenkassenratgeber.de/news/leserfragen/krankenkassenpflicht-2.html [Stand: 16.09.2011]".

Kreis Dithmarschen (2011): Förderleitlinien des Kreises Dithmarschen zur vorschulischen Sprachbildung in Kindertageseinrichtungen, Fördervoraussetzungen II. 1 Personal. Online in Internet: „URL: http://www.kinderbetreuung-nord.de/index.php?page=download [Stand: 10.09.2011]"

Lohmeier, K. (2010): Fort- und Weiterbildung in einer logopädischen Praxis unter Berücksichtigung veränderter Bedingungen am Gesundheitsmarkt, Hausarbeit Personalmanagement, Studiengang Gesundheits- und Sozialmanagement. Hamburger Fern-Hochschule

Lohmeier, K. (2011): Spezialisierung, Diversifizierung, Kooperation – freiberufliche nichtärztliche Heilmittelerbringer im strategischen Entscheidungsprozess zum langfristigen Erhalt ihrer Einrichtungen auf dem Gesundheitsmarkt, Bachelorarbeit, Studiengang Gesundheits- und Sozialmanagement. Hamburger Fern-Hochschule

Pflügel, R. (2008): Strategien für zukünftige Anforderungen im Gesundheitswesen, Master-Forschungsprojekt 2007/08 Studiengang Gesundheitswissenschaften, Hochschule Neubrandenburg: Grin Verlag

physio.de Informationsdienste GmbH (2010): Berufsbild nichtärztlicher Heilberufe. Online in Internet: „URL: http://www.physio.de/physio/berufsbild.htm [Stand: 16.09.2011]".

Saric, N. (2011): Betreuung bis 23 Uhr ohne Nebenkosten, Pädiko richtet neue Kindergarten-Gruppe ein. In: Kieler Nachrichten vom 30.07.2011: 24

Spitzenverbände der Gesetzlichen Krankenkassen, Deutscher Bundesverband für Logopädie e.V. (2009): Vertrag zur Abgabe von Heilmitteln der Sprach-, Sprech- und Stimmtherapie

Spitzenverband der gesetzlichen Krankenversicherungen (2011): Heilmittel-Schnellinformation, Auswertung für die Kassenärztliche Vereinigung Schleswig-Holstein. Tabelle 12/Tabelle 13 Heilmittelverordnungen und –umsätzen nach Altersgruppen: Online in Internet: „URL: http://www.gkv-his.de/upload/HIS-Bericht-KV01_201101_800.pdf [Stand: 01.09.2011]"

Statistisches Bundesamt (2009): Pressemitteilungen der Kinder- und Jugendhilfe Nr. 010. 30% der betreuten Kinder von 3 bis 5 Jahren in Ganztagsbetreuung. Online in Internet: „URL: http://www.destatis.de/jetspeed/portal/cms/Sites/destatis/Internet/DE/Presse/pm/thematisch/225_GT,templateId=renderPrint.psml [Stand: 04.09.2011]"

Wulff, F. (2011): Deutscher Berufsverband für Logopädie, aktuelle Informationen, Landesverband Schleswig-Holstein, Rundmail vom 08.09.2011

Rechtsquellen

AOK Bremen (2009): Zulasssungsempfehlungen der Stimm-, Sprech- und Sprachtherapie. Online in Internet: „URL: http://www.aok-gesundheitspartner.de/hb/heilberufe/zulassung [Stand: 16.09.2011]"

AOK Gesundheitspartner-Bundesverband (2011): Heilmittel-Richtlinie, Heilberufe, Behandlungen behinderter Kinder in Tageseinrichtungen. Online in Internet: „URL: http://www.aok-gesundheitspartner.de/bund/heilberufe/heilmittelrichtlinien/index.html [Stand: 10.09.2011]"

Convention on the Rights of Persons with Disabilities and Optional Protocol
Article 24
Education

1. States Parties recognize the right of persons with disabilities to education. With a view to realizing this right without discrimination and on the basis of equal opportunity, states Parties shall ensure an inclusive education system at all levels and lifelong earning directed to:

(a) The full development of human potential and sense of dignity and self-worth, and the strengthening of respect for human rights, fundamental freedoms and human diversity;

(b) The development by persons with disabilities of their personality, talents and creativity, as well as their mental and physical abilities, to their fullest potential;

(c) Enabling persons with disabilities to participate effectively in a free society.

– 17 –

2. In realizing this right, States Parties shall ensure that:

(a) Persons with disabilities are not excluded from the general education system on the basis of disability, and that children with disabilities are not excluded from free and compulsory primary education, or from secondary education, on the basis of disability;

(b) Persons with disabilities can access an inclusive, quality and free primary education and secondary education on an equal basis with others in the communities in which they live;

(c) Reasonable accommodation of the individual's requirements is provided;

(d) Persons with disabilities receive the support required, within the general education system, to facilitate their effective education;

(e) Effective individualized support measures are provided in environments that maximize academic and social development, consistent with the goal of full inclusion.

3. States Parties shall enable persons with disabilities to learn life and social development skills to facilitate their full and equal participation in education and as members of the community. To this end, States Parties shall take appropriate measures, including:

(a) Facilitating the learning of Braille, alternative script, augmentative and alternative modes, means and formats of communication and orientation and mobility skills, and facilitating peer support and mentoring;

(b) Facilitating the learning of sign language and the promotion of the linguistic identity of the deaf community;

(c) Ensuring that the education of persons, and in particular children, who are blind, deaf or deafblind, is delivered in the most appropriate languages and modes and means of communication for the individual, and in environments which maximize academic and social development.

4. In order to help ensure the realization of this right, States Parties shall take appropriate measures to employ teachers, including teachers with disabilities, who are qualified in sign language and/or Braille, and to train professionals and staff who work at all levels of education. Such training shall incorporate disability awareness and the use of appropriate

augmentative and alternative modes, means and formats of communication, educational techniques and materials to support persons with disabilities.

5. States Parties shall ensure that persons with disabilities are able to access general tertiary education, vocational training, adult education and lifelong learning without discrimination and on an equal basis with others. To this end, States Parties shall ensure that reasonable accommodation is provided to persons with disabilities.

Kassenärztliche Bundesvereinigung (2011). Heilmittel-Richtlinie. Online in Internet: „URL: http://www.kbv.de/vl/14114.html [Stand: 23.08.2011]"

SGB V: Sozialgesetzbuch (SGB)fünftes Buch (V), Gesetzliche Krankenversicherung §71 Abs. 3, 36. Auflage (2008), Deutscher Taschenbuch Verlag

SGB VIII: Sozialgesetzbuch (SGB) achtes Buch (VIII), Kinder- und Jugendhilfe §24 Abs. 1, 36. Auflage (2008), Deutscher Taschenbuch Verlag

SGB IX: Sozialgesetzbuch (SGB) neuntes Buch (IX), Rehabilitation und Teilhabe behinderter Menschen, 36. Auflage (2008), Deutscher Taschenbuch Verlag

TAG: Tagesbetreuungsausbaugesetz § 24 Abs. 3:
„Für Kinder im Alter unter drei Jahren sind mindestens Plätze in Tageseinrichtungen und in Kindertagespflege vorzuhalten, wenn
1. die Erziehungsberechtigten oder, falls das Kind nur mit einem Erziehungsberechtigten zusammen lebt, diese Person einer Erwerbsarbeit nachgehen oder eine Erwerbstätigkeit aufnehmen, sich in einer beruflichen Bildungsmaßnahme, in der Schulausbildung oder Hochschulausbildung befinden oder an Maßnahmen zur Eingliederung in Arbeit im Sinne des Vierten Gesetzes für moderne Dienstleistungen am Arbeitsmarkt teilnehmen oder
2. ohne diese Leistung eine ihrem Wohl entsprechende Förderung nicht gewährleistet ist; die §§ 27 bis 34 bleiben unberührt.
Der Umfang der täglichen Betreuungszeit richtet sich nach dem individuellen Bedarf im Hinblick auf die in Satz 1 genannten Kriterien."

Verband der Ersatzkassen (2009): Vertrag über die Versorgung mit stimm-, sprech- und sprachtherapeutischen Leistungen vom 01.08.2009, §4 (1). Online in Internet: „URL: http://www.vdek.com/vertragspartner/sonstige-vertragspartner/heilmittelerbringer/zulassung/rahmenempfehlungen/vertrag_090801_oaem_dba_aenderungen_090727.pdf [Stand: 10.09.2011]"
§ 4 Leistungserbringung
1. Die Durchführung einer Behandlung darf nur von hierfür gemäß den Gemeinsamen Empfehlungen nach § 124 Abs. 4 SGB V qualifizierten Therapeuten und in nach § 124 Abs. 2 SGB V zugelassenen Praxen erfolgen.

Anhang

Deutscher Bundesverband für Logopädie e. V.: Sprachförderung oder Sprachtherapie? Online in Internet: URL: http://www.dbl-ev.de/index.php?id=996 [Stand: 08.09.2011]

Sprachförderung - Sprachtherapie: Welche Kinder brauchen was?

Wenn Eltern Auffälligkeiten in der Sprachentwicklung ihres Kindes feststellen, sollten sie sich nicht verrückt machen lassen, sondern in Ruhe die Entwicklung des Kindes mit dem Kinderarzt besprechen. Tatsächlich verläuft die Sprachentwicklung sehr variabel, bei dem einen Kind früher oder schneller, bei dem anderen später und mühsamer. Bei vielen Kindern wechseln sich Phasen von großen Fortschritten mit Phasen scheinbarer Stagnation ab. Gerade bei jüngeren Kindern haben aber Eltern, die nicht durch eigene existentielle Probleme abgelenkt sind, ein meist sehr gutes Gespür dafür, wann ihr Kind ein echtes Problem entwickelt. Der Kinderarzt (oder ein Facharzt für Stimm- und Sprachstörungen), der auch im Verdachtsfall zur Logopädin weiter verweisen kann, ist der erste Ansprechpartner für besorgte und auch verunsicherte Eltern.

Manchmal reicht eine Sprachförderung

Schwierige soziale und ökonomische Belastungen einer Familie können die Sprachentwicklung eines Kindes erschweren. Manchmal sind Eltern so mit ihren Problemen beschäftigt, dass ihnen Zeit und Aufmerksamkeit für das Gespräch mit ihren Kindern fehlt. Auch fällt es Kindern schwerer, deutsch als zweite Sprache zusätzlich zu ihrer Muttersprache zu lernen, wenn die Sprachen 'gemischt' werden, d.h. eine Bezugsperson mal die eine, mal die andere Sprache spricht. Es gibt viele Gründe, warum die Sprachentwicklung eines Kindes auffällig sein kann, ohne dass direkt eine Sprachstörung vorliegt. Häufig reicht es, die "sprachschwachen" Kinder besonders zu fördern. Dabei wird nicht so sehr auf individuelle Defizite, sondern allgemein auf die Stärkung und Weiterentwicklung vorhandener Fähigkeiten in den Bereichen Sprachmelodie, Grammatik oder Wortschatz abgestellt. Dies geschieht beispielsweise durch spielerische Sprachförderprogramme im Kindergarten. Auch eine Beratung der Eltern durch eine Logopädin ist manchmal sinnvoll, um aufzuzeigen, wie diese die Sprachentwicklung ihres Kindes im Alltag fördern können.

Kinder mit Sprachstörungen brauchen logopädische Therapie

Kinder mit Sprachstörungen brauchen dagegen logopädische Therapie. Eine allgemeine Sprachförderung kann ihnen nicht helfen. In der Regel wird die Therapie als Einzelbehandlung, gelegentlich aber auch gemeinsam mit anderen Kindern in einer Gruppe durchgeführt. Die Behandlung verläuft spielerisch und ist an die Symptome, an das Alter des Kindes und seinen Entwicklungsstand angepasst.

Die häufigsten Sprachstörungen bei Kindern sind Artikulationsstörungen. Hier können Kinder Laute nicht richtig bilden bzw. in Wörtern nicht richtig verwenden. Wenn neben der Lautbildung weitere Sprachfähigkeiten wie der Satzbau, der Wortschatz und/oder das Sprachverstehen gestört sind, spricht man von Sprachentwicklungsstörungen. Spricht ein Kind nicht flüssig, hat Blockaden beim Sprechen oder wiederholt Wörter oder Wortteile, kann eine Redeflussstörung vorliegen. Fachleute unterscheiden dabei zwischen Stottern (Blockaden und angestrengte Wiederholungen meist verbunden mit Sprechangst und wachsendem Vermeideverhalten) und Poltern (Wiederholungen verbunden mit häufig sehr schnellem und/oder undeutlichem Sprechen und wenig Aufmerksamkeit für das eigene Sprechen). In einem weiteren Sinne rechnet man auch Stimmstörungen (z.B. chronisch heisere Stimmen sowie nasalen Stimmklang) und die Sprechbewegungsstörungen, die in Zusammenhang mit Körperbehinderungen auftreten, zu den kindlichen Sprachstörungen.

Ist die Sprachentwicklung Teil einer umfassenderen Entwicklungsstörung, kann auch ergänzend oder vorab eine ergotherapeutischen Behandlung notwendig sein. Bei behinderten Kindern ist die logopädische Behandlung meist Teil der Frühförderung und wird im Rahmen des Förder- oder Behandlungsplanes im Behandlungsteam insgesamt abgestimmt.

Sprachförderung kann Sprachtherapie nicht ersetzen

Die Programme zur vorschulischen Sprachförderung, die für viele sprachschwache Kinder eine große Chance darstellen, können für Kinder mit einer Sprachentwicklungsstörung zur Förderfalle werden. Denn durch die Teilnahme an für alle sprachauffälligen Kinder konzipierten Fördermaßnahmen kann eine echte Sprachentwicklungsstörung nicht überwunden werden. Es ist wissenschaftlich bewiesen, dass mit einer allgemeinen Sprachförderung bei Kindern mit Sprachstörungen nach dem dritten Lebensjahr keinerlei Aufholeffekte mehr zu erreichen sind. Trotzdem werden immer wieder Kinder, die eine Sprachtherapie brauchen, in eine allgemeine Sprachfördermaßnahme geschickt.

Ein Grund hierfür ist der verbreitete Mythos, nach dem soziale Faktoren, wie beispielsweise eine mangelnde sprachliche Anregung durch die Eltern, ursächlich für die

Entstehung von Sprachentwicklungsstörungen sind, denen man mit pädagogischen Mitteln zu begegnen können glaubt. Doch es ist wissenschaftlich bewiesen, dass die genetische Prädisposition der entscheidende Faktor für eine Sprachentwicklungsstörung ist.

Ein weiterer Grund ist die falsche Auffassung, dass sprachliche Auffälligkeiten bei mehrsprachig aufwachsenden Kindern "natürlich" im gleichzeitigen Erlernen mehrerer Sprachen begründet seien. Dagegen belegen wissenschaftliche Studien, dass das Risiko für eine Sprachentwicklungsstörung bei bilingualen Kindern sogar eher geringer ist als bei Kindern, die nur eine Sprache sprechen. Wenn jedoch eine Störung auftritt, ist diese in der Regel bei mehrsprachigen Kindern besonders schwer ausgeprägt.

Diagnostik unverzichtbar

Vor diesem Hintergrund wird deutlich, dass eine differenzierte Sprachdiagnostik die Grundvoraussetzung dafür ist, dass jedes Kind mit einer sprachlichen Auffälligkeit das bekommt, was es braucht: Sprachförderung oder Sprachtherapie. Auf der Grundlage einer sorgfältigen logopädischen Diagnostik, die bereits ab einem Alter von zwei bis drei Jahren möglich ist, kann dann jedes Instrument seine Wirkung entfalten. So kann auch gewährleistet werden, dass die neuen Sprachförderprogramme für Kinder mit Sprachstörungen nicht zu Förderfallen werden.